BEI GRIN MACHT SICH IHR WISSEN BEZAHLT

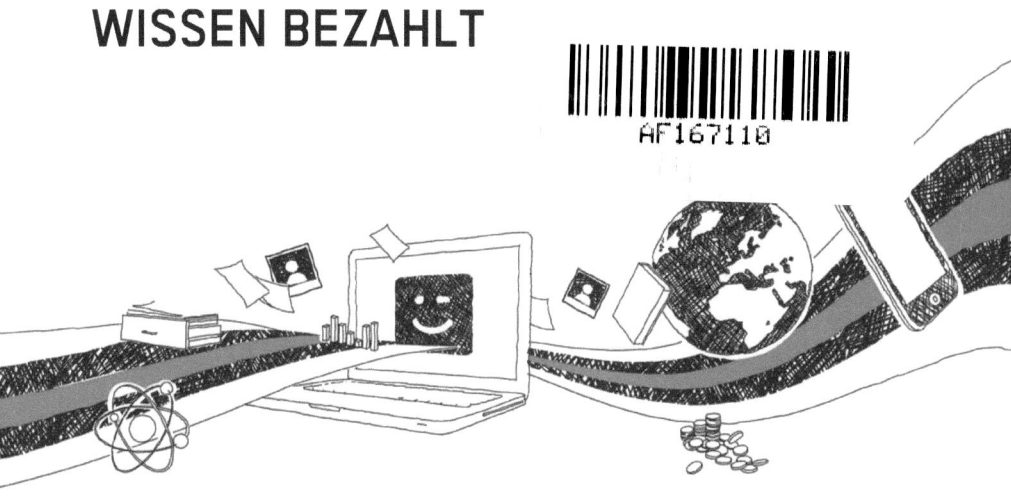

- Wir veröffentlichen Ihre Hausarbeit, Bachelor- und Masterarbeit

- Ihr eigenes eBook und Buch - weltweit in allen wichtigen Shops

- Verdienen Sie an jedem Verkauf

Jetzt bei www.GRIN.com hochladen und kostenlos publizieren

GRIN

Unfallpräventionskampagnen für private Haushalte. Eine Bedarfsanalyse

Sebastian Boeken

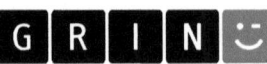

Bibliografische Information der Deutschen Nationalbibliothek:

Die Deutsche Nationalbibliothek verzeichnet diese Publikation in der Deutschen Nationalbibliografie; detaillierte bibliografische Daten sind im Internet über http://dnb.d-nb.de abrufbar.

ISBN: 9783346347343
Dieses Buch ist auch als E-Book erhältlich.

Sebastian Boeken

Unfallpräventionskampagnen für private Haushalte – eine Bedarfsanalyse.

Hausarbeit

Inhaltsverzeichnis

Inhaltsverzeichnis...2

1. Einleitung...2

2. Theoretischer Hintergrund...3

2.1. Unfälle & Public Health...3

2.2. Unfallstatistik in Deutschland 3

2.3. Besonderheiten und rechtliche Rahmenbedingungen 4

2.4. Das DALY-Konzept als Beispiel einer Kennzahl.....................................5

2.5. Der Familienlebenszyklus 6

3. Methodisches Vorgehen..7

4. Ergebnisse 9

4.1. Zielgruppenorientierte Interventionskampagnen 9

4.1.1. Zielgruppen 10

4.1.2. Tabellarische Übersicht der Rechercheergebnisse 11

4.1.3. Beschreibung von 5 Kampagnen 15

4.1.3.1. Die Aktion „Das sichere Haus" 16

4.1.3.2. AXA Kindersicherheit...16

4.1.3.3. VDEK..17

4.1.3.4. BIVA 17

4.1.3.5. BFR – Bundesinstitut für Risikobewertung.....................................18

4.1.3.6. Exkurs: DGUV – Deutsche Gesetzliche Unfallversicherung 18

4.2. Sturzprävention als besonderer Schwerpunkt...18

5. Diskussion 19

5.1. Zusammenfassung der Ergebnisse...19

5.2. Zielgruppenerreichbarkeit/Präventionsdilemma 19

5.3. Handlungsempfehlungen 20

Literaturverzeichnis 22

1. Einleitung

Unfälle stellen einen bedeutsamen Kostenfaktor für das Gesundheitssystem dar (vgl. Leodolter 1999, S. 315) und verursachen hohes persönliches und finanzielles Leid (vgl. Helmus et al. 2010, S. 1). Die BAUA (Bundesanstalt für Arbeitsschutz und Arbeitsmedizin) veröffentlichte aus dem Jahre 2015 die Verteilung der Unfälle nach Kategorien. Hiernach stehen 3,15 Mio. Unfallverletzten und 9.816 Unfalltoten aus dem häuslichen Umfeld lediglich 0,99 Mio. Unfallverletzte und 480 Unfalltote im Betrieb gegenüber (vgl. BAUA 2017, S. 1 f). Im Jahre 2014 hatten ca. 11 % aller Männer und 7 % aller deutschen Frauen aus Deutschland einen Unfall. Im Alter von 18 - 29 Jahren sind die Unfallzahlen geschlechterübergreifend am höchsten (m: 18,1 %, w: 9,8 %) und nehmen im Folgenden stetig ab (vgl. RKI 2017, S. 98, 100).

Auch in Prävention und Gesundheitsförderung sind Ressourcen limitiert und somit zu schonen (vgl. Lauterbach, Lüngen, Schrappe 2010, S. 192). Ziel der Hausarbeit ist die Grundlagenarbeit. Auf dieser Grundlage könnten ressourcenschonend Interventions- kampagnen für relevante Schwerpunktthemen auf Mikro- und Meso-Ebene (Personen direkt und Settings/Lebenswelten) erstellt werden. Leodolter hält hierzu fest, dass in der Unfallverhütung ganzheitliche und integrative Interventionsmodelle angewendet werden müssen, bei dem die Menschen eigenverantwortlich die vorhandenen Sicherheitsvorkehrungen auch nutzen (vgl. Leodolter 1999, S. 316).

Die Anwendung von Marketing-Techniken zur Erstellung und Optimierung von Präventionsinterventionen sowie zur Erreichung der Zielgruppe stellt eine moderne Herangehensweise dar. Im Rahmen der Leistungspolitik (Produktpolitik) werden u.a. Situationsanalysen der Zielgruppe(n) herangezogen, um Präventionsinterventionen zu designen (vgl. Scherenberg 2017, S. 74, 128). Somit empfiehlt sich zumindest anteilig die Verwendung des sog. Familienlebenszyklus zur weiteren Unterteilung der Individuen des Settings privater Haushalt. Der Familienlebenszyklus beschreibt die realen Lebensumstände besser als z.B. die sog. A und E Segmentierung (Alter und Einkommen) (vgl. Rehbach, 2003, S. 133). Der Familienlebenszyklus wird in Kapitel 2.5 näher beschrieben, ebenso eine für diese Hausarbeit notwendige Modifizierung.

Im Rahmen dieser Hausarbeit wird folgende Forschungsfrage untersucht:

Sind Unfallpräventionskampagnen für alle Untergruppen der privaten Haushalte vorhanden?

2. Theoretischer Hintergrund

2.1. Unfälle & Public Health

Unfälle stellen eine der Hauptursachen für Mortalität und Morbidität dar und sind somit ein relevanter Aspekt im Public Health (vgl. Leodolter 1999, S. 315; Niemann, Saß 2018, S. 430). Während weltweit ca. 1,3 Mio. Menschen p.a. im Straßenverkehr sterben, steigen in Industrieländern primär die häuslichen Unfälle an (vgl. Niemann, Saß 2014, S. 284). Unfälle werden an dieser Stelle als plötzlich auftretenden jedoch unbeabsichtigten Schaden am Körper durch thermische, mechanische, elektrische oder chemische Energie definiert (vgl. Niemann, Saß 2014, S. 284 ff).

Lob weist darauf hin, dass Deutschland im internationalen Vergleich ungenügend Programme zur Unfallprävention im häuslichen Umfeld entwickelt hat bzw. anwendet. Als Positivbeispiele können lediglich die betriebliche Unfallprävention sowie die Verkehrssicherheit genannt werden (vgl. Lob et al. 2008, S. 3).

2.2. Unfallstatistik in Deutschland

Einleitend kann festgehalten werden, dass derzeit in Deutschland keine systematische Erfassung von häuslichen Unfällen vorgenommen wird. Das Robert-Koch-Institut (RKI) konkretisiert hierzu, dass dies für die Unfälle im Haushalt, in der Freizeit und im Straßenverkehr (ohne Polizeibeteiligung, z.B. Alleinunfälle) gilt und somit auch keine Altersdifferenzierungen für private Haushalte vorliegen (vgl. RKI 2017, S. 97 f).

Die Bundesärztekammer (BÄK) kritisierte bereits im Jahre 2001, dass für ein so stark die Volkswirtschaft belastendes Problem bisher weder ein Traumaregister eingerichtet noch ein nationales Unfallpräventionsprogramm aufgestellt wurden (vgl. BÄK 2001, S. 69 f). Ein neues nationales Traumaregister konnte im Rahmen der Recherchen zu dieser Hausarbeit nicht aufgefunden werden; das bereits 1993 aufgebaute Traumaregister der Deutschen Gesellschaft für Unfallchirurgie (DGU) (www. http://www.traumaregister-dgu.de) scheint nicht den Forderungen der BÄK zu genügen.

Eine auf das Bevölkerungsstatistikgesetz (BevStatG) begründete offizielle Todesursachenstatistik kann beim Statistischen Bundesamt bezogen werden (vgl. DESTATIS 2019, o.S.; Schmidt 2018, o.S.).

Das RKI veröffentlichte im Rahmen der Gesundheitsberichterstattung des Bundes Unfallzahlen aus den privaten Haushalten, die im Rahmen der „Gesundheit in Deutschland Aktuell" (GEDA) 2010 erhoben wurden. Nach Angaben des RKI wurden Daten dieser Qualität und inklusive der nicht tödlichen Heimunfälle (Anmerkung des Verfassers: dieser Begriff steht hier nicht umgangssprachlich für Pflegeheime) im Rahmen der GEDA 2010 erstmalig seit langer Zeit wieder erhoben (vgl. RKI 2013, S. 5, 21, 24, 28, 92). Der Aspekt der häuslichen Unfälle wurde ebenso in der GEDA 2014/2015 berücksichtigt. Somit stellt die systematische Gesundheitsstudie GEDA die wichtigste repräsentative Befragung dar, die vorhandene amtliche Statistiken ergänzt (RKI 2017, S. 98). Im Rahmen des GEDA 2019-EHIS (Gesundheit in Deutschland aktuell 2019-European Health Interview Survey) werden derzeit Folgedaten mittels telefonischer Befragungen gesammelt (vgl. RKI 2019, o.S.). Im Jahre 2015 verletzten sich in den Bereichen Haushalt, Verkehr, Freizeit, Arbeit und Schule geschätzt ca. 9,73 Mio. Menschen in Deutschland bei Unfällen (vgl. RKI 2017, S. 98, 100). Die Hauptursachen sind hierbei häufig menschliches Fehlverhalten und Bewegung. So sind 91,2 % der Straßenverkehrsunfälle (vgl. DVR, BMVI o.J.) und 20 % der Brandursachen auf jenes menschliche Fehlverhalten zurückzuführen (vgl. IFS o.J.). 71 % der Unfälle geschehen bei Bewegung und Sport (vgl. BAUA 2002, S. 12). Stürze sind mit gut 50 % der Hauptunfallmechanismus (vgl. BAUA 2002, S. 14). Im Gegensatz zum privaten Umfeld ist im Betrieb seit 1960 ein stetiger Rückgang der Unfallzahlen auffällig. Hierfür werden primär 2 Faktoren genannt:

1. Veränderungen des Arbeitsmarktes mit sinkenden Angestelltenzahlen im produzierenden Gewerbe und

2. Erhöhung der Arbeitssicherheit durch Präventionsmaßnahmen

(vgl. Niemann, Saß 2014, S. 284 ff).

Präventionskampagnen stellen eine Möglichkeit dar, um die Bekanntheit möglicher Präventionsmaßnahmen im privaten Haushalt zu erhöhen.

Zusätzlich können einige nicht-amtliche Daten über Versicherungsunternehmen bezogen werden. Nennenswert ist hier u.a. der AXA Kindersicherheitsreport 2015. Hiernach haben Kinder ca. 60 % ihrer Unfälle im häuslichen Umfeld und in der Freizeit (vgl. AXA 2015, S. 16). Auch im Betrieb stellen SRS-Unfälle (Sturz, Rutschen, Stolpern) einen Schwerpunkt dar. Im Jahre 2017 meldeten 168.840 Versicherte einen SRS-Unfall, weitere 9 SRS-Unfälle verliefen tödlich (vgl. DGUV 2018/2, S. 10, 14, 59). 61 % der Unfälle hatten eine persönliche, 43 % eine organisatorische und 29 % eine technische Ursache (vgl. Wetzel 2018, o.S.). Eine zumindest anteilige Übertragbarkeit betrieblicher Lösungs-ansätze auf das Setting privater Haushalt wird an dieser Stelle angenommen.

2.3. Besonderheiten und rechtliche Rahmenbedingungen

Wie bereits dargestellt werden in Deutschland keine Unfalldaten aus dem Setting privater Haushalt systematisch oder gar umfassend erhoben. Dennoch sind gesetzlich Versicherte zur Mitwirkung bei der Ursachenaufklärung angehalten. Hierzu versenden die gesetzlichen Krankenversicherungen in der Regel einen Unfallfragebogen. Leistungsbeschränkungen seitens der gesetzlichen Krankenversicherung sind gemäß § 52 SGB V (Sozialgesetzbuch 5) ausschließlich bei vorsätzlich verursachter Krankheit vorgesehen. Fahrlässige Unfälle im privaten Haushalt sind hiervon somit nicht betroffen. Exemplarisch erklärt die Betriebskrankenkasse RWE (BKK RWE) zu dem von ihr automatisch versendetem Unfallfragebogen, dass dies primär der Aufdeckung von Fremdverschulden dient, da hier die in Vorleistung gegangene Krankenkasse einen Anspruch auf Schadensersatz hat (vgl. BKK RWE o.J.). Die Hanseatische Krankenkasse (HKK) konkretisiert im Rahmen der bereitgestellten Informationen zum Datenschutz, dass der alleinige Zweck der Befragung die Geltendmachung von Schadensersatzansprüchen der Krankenkasse gegenüber Dritten ist (vgl. HKK o.J.). Somit sollte hier keine Datennutzung im Rahmen einer Unfallstatistik erfolgen.

Eine Pflicht zur Unfallverhütung, wie sie z.B. für Arbeitgeber vorgeschrieben ist (vgl. §§ 2, 15 DGUV Vorschrift 1), besteht im privaten Haushalt somit nicht. Es ist den Mitgliedern des Haushaltes freigestellt wie bzw. womit sie ihre Aufgaben erledigen und ihre Freizeit verbringen. Dem privaten Haushalt ist gemäß Art. 13 GG (Grundgesetz) staatlicher Schutz zugesichert. Ein Hemmnis bei der Erreichbarkeit der Zielgruppe(n) stellt insbesondere dieser staatlich zugesicherte Schutz der Wohnung selbst (vgl. Art. 13 GG) dar. Hinzu kommen interne soziale Normen sowie zeitliche, räumliche und finanzielle Hemmnisse (vgl. Kirch, Hoffmann, Pfaff 2012, S. 387). Die Freiwilligkeit der Haushaltsmitglieder steht hier im Fokus (vgl. Lutz 2012, S. 141; Brähler, Herzog 2018, S. 41 f; Geene 2015, o.S.).

2.4. Das DALY-Konzept als Beispiel einer Kennzahl

Unfälle verursachen neben volkswirtschaftlichen Kosten großes individuelles Leid, temporäre Beeinträchtigungen und bleibende Behinderungen. Die DALY Kennzahl (disability-adjusted life years, behinderungskorrigierte Lebenszeit) wurde entwickelt, um Gesundheitsbelastungen in unterschiedlichen Ländern mit einander vergleichbar zu machen. Sie gibt an wie viele Jahre in Krankheit verbracht wurden oder durch vorzeitiges Versterben verloren gingen (vgl. Rothgangel 2010, S. 130; Kovács, Kipke, Lutz 2016, S. 241). Plass et al. betrachten die Krankheitslast in Deutschland mittels der Global Burden of Disease Studie (GBD-Studie). Die Gruppe III der GBD-Klassifikation gibt an, dass im Jahre 2010 8,4 % der Gesamtkrankheitslast in Deutschland Unfälle und Verletzungen ausmachten. Dies entspricht etwa 2 Mio. DALY. Stürze stehen bei Männern hierbei an Stelle 5 der DALY (431 937), bei Frauen an Stelle 7 (373 720). Da in dieser Hausarbeit lediglich Unfälle betrachtet werden sollen, stellen Stürze somit die Hauptursache dar. Gefolgt werden sie von den Verkehrsunfällen der Männer (Platz 9), die jedoch aufgrund der außerhäuslichen Verortung ebenso nicht Bestandteil dieser Hausarbeit sind (vgl. Plass et al. 2014, S. 633 f).

2.5. Der Familienlebenszyklus

Der Familienlebenszyklus dient im Marketing als Hilfsmittel zur Zielgruppen-konkretisierung bzw. Segmentierung (vgl. Runia et al. 2019, S. 51). Im Rahmen der Recherche zu dieser Hausarbeit stellte sich jedoch heraus, dass relevante Untergruppen dieser Lebenswelt nicht ausreichend benannt oder berücksichtigt wurden. Notwendige Ergänzungen weiterer Zielgruppen sowie begründete Zusammenfassungen der Zielgruppen des Familienlebenszyklus werden im Folgenden vorgenommen und erklärt. Der Einfluss des Familienlebenszyklus auf das Konsumverhalten konnte inzwischen empirisch bewiesen werden. Dies gilt ebenso für seine Weiterentwicklungsstufen. Der klassische Familienlebenszyklus wird in 8 Phasen unterteilt (vgl. Freter 2008, S. 102 ff):

Phase I:	Jung, alleinstehend, nicht mehr im Elternhaus lebend
Phase II:	Verheiratet, jung, ohne Kinder
Phase III:	Volles Nest I - Jüngstes Kind unter 6
Phase IV:	Volles Nest II - Jüngstes Kind 6 oder älter
Phase V:	Volles Nest III - Ältere Paare mit abhängigen Kindern
Phase VI:	Leeres Nest I - Kinder haben das Elternhaus verlassen
Phase VII:	Leeres Nest II - Ehemann (sic!) pensioniert
Phase VIII:	Ehepartner gestorben

Da die Anzahl der Kinder voraussichtlich für die Unfallprävention ohne Bedeutung ist, wurden die klassischen Phasen III - V zu einer Lebensphase zusammengefasst. Stürze stellen in der Unfallprävention einen relevanten Aspekt dar (s. Kapitel 2.2.). Das Deutsche Netzwerk für Qualität in der Pflege (DNQP) konkretisiert hierzu, dass als Sturzursachen neben Unachtsamkeit und Sport besonders der Verlust der Fähigkeiten zur Sturzvermeidung zu nennen ist. Ältere Menschen sowie Menschen mit einem schlechten Gesundheitszustand sind hiervon primär betroffen (vgl. DNQP 2013, S. 20). Diese Zielgruppen sind somit ebenso im Rahmen dieser Hausarbeit zu berücksichtigen. In der Modifikation und Recherche wurde ebenso die soziale Lage der Menschen berücksichtigt. Der Begriff der sozialen Lage geht über die klassische Betrachtung von Gehalt und Stellung bzw. der hieraus resultierenden Schichtenbildung hinaus und ermöglicht so eine bessere Berücksichtigung der Situation von Rentnern, Kindern, Hausmännern und -frauen (vgl. bpb 2012, o.S.). Diese Betrachtung findet sich in dem für diese Hausarbeit modifizierten Familienlebenszyklus wieder, jedoch wurden keine Unfallpräventionskampagnen für Arbeitslose gefunden. Das erhöhte Gesundheitsrisiko innerhalb dieser Zielgruppe ist belegt (vgl. Hollederer, Voigtländer 2016, S. 381; Kroll, Müters, Lampert 2016, S. 228) und findet u.a. in spezifischen Gesundheitsförderungsprogrammen für arbeitslose Menschen Anwendung. Als Beispiel guter Praxis kann hier das Gesundheitsförderungsprogramm des Jobcenters in Leer genannt werden. Stürze und häusliche Unfälle finden hier jedoch keine Erwähnung (vgl. Rühle, Tielking 2016, S. 21 ff). Für diese Hausarbeit wurden folgende Untergruppen definiert:

Modifizierter Familienlebenszyklus (eigene Darstellung):

1. Alleinstehende:

    a) beschäftigt;

    b) arbeitslos

2. Paare:

    a) beide beschäftigt;

    b) mindestens ein Partner arbeitslos;

    c) beide arbeitslos

3. Eltern junger Kinder (Kampagnen für Eltern):

    a) beide beschäftigt;

    b) mindestens ein Partner arbeitslos;

    c) beide arbeitslos

4. Kinder (Kampagnen für Kinder)

5. Senioren (hier höheres Alter und bereits im Ruhestand)

6. Erkrankte Personen:

    a) mit Pflegestufe;

    b) ohne Pflegestufe

3. Methodisches Vorgehen

Zur Beantwortung der Forschungsfrage wurde primär eine systematische Onlinerecherche vorgenommen. Ebenso wurden relevante (Präventionskurs-) Datenbanken (Datenbanken der Krankenkassen und der BZgA) nach aktuellen Interventionen/Kampagnen gesichtet, um hierzu parallel für die jeweilige Zielgruppe veröffentlichte Literatur (Zusammenfassungen, Handouts etc.) leichter auffinden zu können. Des Weiteren wurden Datenbanken- (u.a. Genesis online/DESTATIS) und Literaturrecherchen (Fachbücher und staatliche Vorgaben (Gesetze etc.)) zur theoretischen Fundierung des Themas durchgeführt. Verfügbare Statistiken wurden bereits aufgezählt und ersetzen eine eigene Primärforschung.

Die eingehende Recherche über die Präventionskurs-Datenbanken der gesetzlichen Krankenkassen führte zu keinen Ergebnissen. Eine klärende Anfrage an die Zentrale

Prüfstelle Prävention (ZPP) blieb unbeantwortet, jedoch konnte durch Sichtung des Präventionsgesetztes und der Bundesrahmenempfehlungen der Nationalen Präventionskonferenz sowie über Suchmaschinenrecherche nachgewiesen werden, dass dieses Handlungsfeld in Deutschland ungenügend bearbeitet wird (s. Kapitel 2.1).

Die Suchmaschinenrecherche über Google, DESTATIS und Springer Link führte zu einer weiteren nennenswerten Datenbank, der grünen Liste Prävention des Landespräventionsrates (LPR) Niedersachsen. Diese Datenbank beinhaltet abweichend zu Datenbanken mit ZPP-zertifizierten Kursen auch Unfall-präventionskurse. Sie fokussiert primär die Settings (= Lebenswelten) (besonders Familie, Schule, Nachbarschaft sowie explizit die Zielgruppe Kinder/Jugendliche) und bewertet die vorhandenen/gemeldeten Interventionen anhand eines Kriterienkatalogs (vgl. LPR o.J.). Auch hier fehlen Angebote für private Haushalte.

Folgende Stichwörter (bzw. deren Kombinationen und Erweiterungen mittels Operatoren (z.B.*)) wurden bei der Literaturrecherche sowie vorhergehenden Themenfeldabgrenzung und -konkretisierung berücksichtigt: Haushalt, Unfall, Statistik, Familie, DALY, Prävention, Intervention, Setting, Public Health, Sturz, Sturzprävention, Sturzprophylaxe, Pflege und neue Medien.

Da bei Arbeitsunfällen eine Erfassung und regelmäßige Veröffentlichung der Ursachen vorgenommen wird und ein Wissenstransfer sowie eine Übertragung von Verhaltensmustern zwischen Settings stattfindet (vgl. NPK 2018, S. 17), wurde ein kurzer Exkurs in die Systematik der hier vorherrschenden Präventionsstrategien vorgenommen. Die DGUV veröffentlicht ihre Publikationen in einer eigenen und frei zugängigen Datenbank (https:\\publikationen.dguv.de).

Die Datenbanken Cochrane, PubMed und researchgate.net wurden zusätzlich mit den Begriffen „Household Accidents" und „Home Accident" gesichtet. Der dort festzustellende hohe internationale Bezug sowie die große Vielzahl von fremdsprachiger Literatur auf PubMed (mit Schwerpunkt Kindersicherheit und Senioren) kann im Rahmen dieser Hausarbeit mit lediglich 20 Seiten nicht umfassend berücksichtigt werden. Ebenso wird auf eine tiefere Beschreibung von mehr als 5 Interventionen/Kampagnen oder regionalen Print-Kampagnen verzichtet. Eine tabellarische Auflistung aller recherchierten aktuellen bzw. aktuell genutzten Kampagnen wird jedoch in Kapitel 4.1.2 dargestellt.

Die in der Recherche aufgefundenen Interventionskampagnen wurden primär über das Vorhandensein relevanter Themen bewertet. Da in der Statistik (GEDA, DGUV, Todesursachenstatistik) Sturzunfälle einen Schwerpunkt darstellen, wird die Qualität der Präventionskampagnen besonders anhand dieses Aspektes gemessen. In der Todesursachenstatistik sind Stürze mit 86 % sogar die Hauptursache (vgl. DSH 2017, o.S.; DESTATIS 2017).

4. Ergebnisse

4.1. Zielgruppenorientierte Interventionskampagnen

Die Hausarbeit fokussiert die privaten Haushalte, deren internen Abläufe generell als schwer beeinflussbar beschrieben werden (vgl. Lutz 2012, S. 141; Brähler, Herzog 2018, S. 41 f; Geene 2015, o.S.). Die Präventionsangebote der Krankenkassen haben als Schwerpunkte (Handlungsfelder) Bewegungsgewohnheiten, Ernährung, Stressmanagement und Suchtmittelkonsum (vgl. GKV 2018, S. 59 ff). Der Leitfaden Prävention sieht derzeit nur eine Sturzprävention für bereits erkrankte Personen vor. Als Hauptakteure werden deshalb auch Pflegekräfte bzw. Altenpflegekräfte genannt (vgl. GKV 2018, S. 64 f, 126). Die Deutsche Gesellschaft für Kinder- und Jugendmedizin kritisierte im Gesundheitsausschuss des Bundestages die fehlende Berücksichtigung der Unfallprävention im aktuellen Präventionsgesetz (vgl. Bundestag 2015, o.S.). Dies könnte erklären, warum keine von der ZPP zertifizierten Unfallpräventionsangebote über die Datenbanken verfügbar sind.

Wie bereits beschrieben, wird im Folgenden eine Konkretisierung der Zielgruppen mittels eines modifizierten Familienlebenszyklus vorgenommen. Eine Betrachtung des Einkommens kann hierbei nicht gesondert vorgenommen werden, da hierzu keine Daten aus Deutschland vorliegen. Eine Erhebung von Mayes, Roberts und Stough konnte jedoch belegen, dass unabhängig vom Unfallmechanismus eine Intervention Haushalte mit hohem und niedrigem ökonomischem Status erreichen sollte (vgl. Mayes, Roberts, Stough 2014, S. 87 ff). Ebenso kann nicht beurteilt werden, ob innerhalb Deutschlands bestimmte häusliche Unfälle vermehrt Menschen mit Migrationshintergrund betreffen. Dies würde bestenfalls direkten Einfluss auf die Gestaltung (z.B. Hautfarbe der Testimonials) und die Sprache (z.B. Türkisch) der Kampagnen ausüben.

4.1.1. Zielgruppen

Generell können folgende Besonderheiten bei den Untergruppen beobachtet werden:

I. Alleinstehende

Kampagnen für Alleinstehende konnten nicht aufgefunden werden. Im Betrieb ist Alleinarbeit hingegen teilweise (tätigkeitsgebunden) nur unter strikten Auflagen genehmigungsfähig. Besonders relevant ist hierbei der Erhalt der Handlungsfähigkeit nach einem Unfall, um selbstständig einen Notruf absetzen zu können (vgl. DGUV 2016, S. 5 f, 7).

Junge Menschen haben ein höheres Risiko, da sich ihr Risikoverhalten deutlich unterscheidet. Sie akzeptieren oft Unsicherheiten bzw. entscheiden sich bewusst gegen die Einholung weiterer Informationen zur Risikoreduzierung (vgl. MPG 2017, o.S.). Ältere Alleinstehende haben im Vergleich zu verheirateten Personen ein höheres Mortalitätsrisiko (vgl. Waldenmaier 2017 S. 6, 10 ff).

II. Paare

In Ehe bzw. fester Partnerschaft sinkt das Mortalitätsrisiko. Dies kann einerseits durch eine Verhaltensänderung (protektiver Ansatz) oder durch eine primäre Selektion von gesünderen Menschen in die Ehe erfolgen (Selektionstheorie). Die Ehe/Partnerschaft wird hierbei als eine soziale Institution und nicht nur als eine intime Beziehung verstanden (vgl. Waldenmaier 2017 S. 6, 10 ff).

III. Kinder

Kinder haben laut dem AXA Kindersicherheitsreport 2015 ca. 60 % ihrer Unfälle im häuslichen Umfeld und in der Freizeit (vgl. AXA 2015, S. 16). In Kindergärten und weiterführenden Bildungseinrichtungen greifen Unfallpräventionsvorgaben der DGUV (ähnlich der gesetzlichen Unfallversicherung im Betrieb). Exemplarisch können hier die für die Einrichtung konkreten Hilfestellungen der DGUV Information 202-093 - die Jüngsten in Kindertageseinrichtungen sicher bilden und betreuen (vgl. DGUV 2017/1), der DGUV Information 202-022 - Außenspielflächen und Spielplatzgeräte (vgl. DGUV 2008/2) sowie die verbindlichen Vorgaben der DGUV Vorschrift 82 - Kindertageseinrichtungen (vgl. DGUV 2007/2) genannt werden. Trotz des nationalen Jugend-schutzgesetzes werden häusliche Aspekte hier nicht berücksichtigt. Vielmehr stehen hier öffentliche Orte und Medien im Fokus. Ebenso fehlen Kinderrechte im Grundgesetz (vgl. Deutsches Kinderhilfswerk o.J.). Über den § 8a des SGB VIII wird dem Jugendamt ein allgemeiner Schutzauftrag erteilt. Seit 2012 ergänzt das Bundeskinderschutzgesetz den Kinderschutz in Deutschland (vgl. BMFSFJ 2018, o.S.).

IV. Senioren/Erkrankte/Pflegebedürftige

Stürze stellen für ältere Menschen ein hohes Risiko dar. Viele Patienten jenseits des 85. Lebensjahres versterben, wenn sie sich eine Fraktur nahe dem Hüftgelenk (z.b. bei einem Sturz) zuziehen (vgl. DGU 2013, S. 1).

An dieser Stelle werden Senioren mit altersbedingten Beeinträchtigungen, Erkrankte und Pflegebedürftige zu einer Gruppe zusammengefasst, da sie bei guter Gesundheit ebenso als Erwachsene aufgeführt werden können.

V. Angestellte

Gemäß DGUV Vorschrift 1 ist hier der Arbeitgeber in der Fürsorgepflicht (vgl. DGUV 2013, S. 6). Die DGUV sieht gemäß dem TOP-Prinzip primär technische Maßnahmen der Verhältnisprävention vor. Sie schützen tagesform-unabhängig mehrere Individuen (vgl. DGUV 2017/2, S. 17). Die APOLLON Hochschule sieht jedoch für diese Hausarbeit eine Betrachtung von verhaltenspräventiven Ansätzen vor. Somit werden betrieblich erlernte Empfehlungen in diesem Rahmen nicht näher betrachtet.

VI. Arbeitslose

Arbeitslosigkeit stellt ein Risiko für die Gesundheit dar (vgl. Hollederer, Voigtländer 2016, S. 381; Kroll, Müters, Lampert 2016, S. 228). Die reduzierte Gesundheit bedingt wiederum eine erschwerte Vermittlungsfähigkeit in ein Anstellungsverhältnis (vgl. Bellwinkel, Zoike 2008, S. 471 ff). Da Unfallrisiken auch in Haushalten mit niedrigem ökonomischen Status vermehrt auftreten, sollten Kampagnen diese Zielgruppe erreichen können (vgl. Mayes, Roberts, Stough 2014, S. 87 ff).

4.1.2. Tabellarische Übersicht der Rechercheorgebnisse

Ein Anspruch auf Vollständigkeit wird explizit nicht erhoben. Angebote sollen niederschwellig die o.a. Zielgruppen erreichen. Dies sollte so auch von den Herausgebern berücksichtigt werden. Fehlplatzierungen bzw. ein übermäßig notwendiger Rechercheaufwand und Sprachbarrieren stellen mögliche Hemmnisse bei der Erreichung der Zielgruppe dar. Als optimal werden Interventionen angesehen, die ohne eigene Aktivität die Zielgruppe erreichen, da nicht davon ausgegangen werden kann, dass jede Privatperson einen Handlungsbedarf für sich oder seine Familie festgestellt hat.

Generell können die Veröffentlichungen in settingspezifisch bzw. zielgruppen-übergreifend (z.B. Unfälle im Haushalt: So schützen Sie sich und Ihre Familie. (vgl. Allianz o.J.)), zielgruppenspezifisch (z.B. Risiko Vergiftungsunfälle bei Kindern (vgl. BFR 2017)) und themenspezifisch (z.B. gefährliche Produkte in Haushalt und Freizeit (vgl. DSH 2018)) unterteilt werden. Die Herausgeber sind u.a. Versicherungen, Fachverbände, Interessensgemeinschaften und Hersteller. Bonfadelli und Friemel halten hierzu fest, dass die Auftraggeber für soziale Kampagnen primär zivilgesellschaftliche Organisationen oder das politische System, oftmals die Landesregierung selbst, sind. Akteure aus der Wirtschaft bezwecken oftmals eine Profilierung (vgl. Bonfadelli, Friemel 2018, S. 40).

Die Auszählung der Inhalte der aufgefundenen Kampagnen ergab, dass die Sturzprävention einen Schwerpunkt der diversen Anbieter darstellt. Hierbei werden jedoch primär Kinder und Senioren/pflegebedürftige Menschen berücksichtigt. Die Untergruppe der privaten Versicherungen berücksichtigt jedoch oftmals die Zielgruppe der Erwachsenen.

Tab. 1: Unfallpräventionskampagnen „privater Haushalt" (eigene Darstellung)

* gesonderte Kampagne
** diverse Dokumente
*** Information über Internetseite
(x) Randnotiz

Kampagne	Unfallmechanismus												Zielgruppe					
	Stürze	Strom	Verätzungen/ Vergiftungen	Heben/Tragen	Küchenunfälle/ Schnittverletzung	Feuer/ Rauchmelder	Tiere	Ertrinken	Strangulation/ Ersticken	Plötzlicher Kindstod	Erschlagen	Produktsicherheit	Erwachsene	Eltern (Kinder)	Senioren/ Pflegebedürftige	Kinder (für Kinder)	Arbeitslose	Alleinstehende
BAG** (vgl. BAG o.J., BAG 2016)	X	X	X		X	(X)	X	X		X	X			X				
BFR (vgl. BFR 2017)			X											X				
BIVA (vgl. BIVA 2013)	X														X			
BZgA** (vgl. BZgA o.J./2, BZgA 2015)	X													X*	X*			
Caritas (vgl. Caritas 2014)	X														X			
DGU (vgl. DGU 2013)	X														X			
DGUV** (vgl. DGUV o.J.)	X	X	X	X	X	X	X	X		(X)			X		X*			
DSH** (vgl. DSH o.J.)	X	X	X	X	X	X	X	X	X	X	X	X	X	X				
DTB (vgl. DTB 2014)	X			(X)														
LZG (vgl. LZG 2015)	X														X			
Mediclin	X														X			

Kriterium																	
(vgl. Mediclin o.J.)																	
UK NRW ** (vgl. UK NRW o.J.)	X													X			
VDEK*** (vgl. VDEK 2011, o.S.)	X	X		X	X	X	X				X	X		X			
ZQP (vgl. ZQP 2019)	(X)													X			
Hersteller:																	
Russka (vgl. Russka (o.J.)	X	X												X			
GKV:																	
AOK (vgl. AOK o.J.)	X													X			
Barmer (vgl. Barmer 2017)	X													X			
Versicherungen:																	
Allianz*** (vgl. Allianz o.J.)	X	X					X					X	X				
AXA*** (vgl. AXA o.J./1, AXA o.J./2)	X	X		X			X		X	X	X	X	X*				
HDI*** (vgl. HDI 2019)	X	X		X	X	X	X						X				
R+V*** (vgl. R+V 2018/1, R+V 2018/2)	X	X		X			X		X	X	X	X	X				
Summen:	20	8	3	7	6	3	6	2	5	5	4	5	9	13	0	0	0

4.1.3. Beschreibung von 5 Kampagnen

Präventionsansätze unterscheiden sich in den unterschiedlichen Settings teilweise maßgeblich. Eine dem Setting Betrieb vergleichbare Verpflichtung zur Unfallprävention besteht jedoch im privaten Haushalt nicht. Dort ist der Arbeitgeber für die Prävention (auch theoretischer Risiken gem. Risikobewertung) und die Einhaltung von Vorgaben der gesetzlichen Unfallversicherung zuständig (§2 DGUV Vorschrift 1). Die Individuen im Setting privater Haushalt erhalten ihre Informationen zumindest anteilig auch aus anderen Lebenswelten. Laut der nationalen Präventionskonferenz kann ein Transfer über ein anderes Setting in den privaten Haushalt erfolgen. Die nationale Präventionskonferenz benennt hierzu konkret das Setting Kita (vgl. NPK 2018, S. 17).

Kampagnen für Kinder (z.B. im Setting Kita) sind im Gegensatz zu Kampagnen für Eltern direkt an die Zielgruppe gerichtet. Methodik, Didaktik, Sprache, Design sind an die besonderen Anforderungen dieser Zielgruppe angepasst. Es konnten jedoch bisher keine aktuellen Kampagnen mit dem Schwerpunkt häusliche Unfallprävention aufgefunden werden, jedoch zu den Schwerpunkten Verkehrsunfallprävention (z.B. ADACUS (vgl. ADAC Stiftung o.J.)), Suchtmittelprävention (z.B. P.A.R.T.Y. - Prevent Alcohol and Risk related Trauma in Youth (vgl. AUC o.J.)), Prävention von Sexualgewalt (z.B. Präventions-Brettspiel „Ich sehe was, was Du nicht siehst" (vgl. Bistum Trier 2018, o.S.)), Gewaltprävention (z.B. Sicher-Stark-Initiative (vgl. Sicher-Stark-Team o.J.)) und Gesundheitsprävention (z.B. Tigerkids (vgl. Stiftung Kindergesundheit, o.J.)). Hingegen sind bei der Recherche vermehrt Kinderbücher zu diesen Themen aufgefunden worden. Besonders nennenswert, da zumindest einige Aspekte der häuslichen Unfallprävention berührt werden, sind die Upsi Bücher und begleitenden Medien der Unfallkasse Berlin (vgl. UK Berlin). Die Badorogeln oder das Buch „Der Struwwelpeter" bzw. „Die Geschichte vom Zappelphilipp" (vgl. Hoffmann 1845) sind hier prominente Vertreter dieses Genres. Des Weiteren ist das historische Werk „Kinderschutz gegen Unfälle – 300 Regeln für Eltern, Erzieher und Kinder" zu nennen (vgl. Fleck 1908).

Eine exemplarische Auswahl von 5 Kampagnen soll die Diversität der Inhalte und Ansätze verdeutlichen. Die hier vorgestellten Ansätze wurden ausgewählt, da sie in Inhalt, Umfang oder Zielgruppenansprache ein Alleinstellungsmerkmal aufweisen. Unter Umständen können sie als Good Practice betrachtet werden, erheben also nicht den Anspruch auf eine optimale Umsetzung (= „Best Practice").

4.1.3.1. Die Aktion „Das sichere Haus"

Das Deutsche Kuratorium für Sicherheit in Heim und Freizeit ist ein eingetragener Verein mit Sitz in Hamburg. Der Verein verbindet diverse bundesweit ansässige Verbände und Institutionen u.a. mit der Zielsetzung zu einem sicheren zu Hause beizutragen. Die Satzung benennt explizit Kinder, Jugendliche und junge Erwachsene als Zielgruppe (vgl. DSH 2011, o.S.). Zu den Mitgliedern gehören neben Verbänden (wie z.b. der Gesamtverband der deutschen Versicherungswirtschaft e.V.) auch diverse Berufsgenossenschaften und Unfallversicherungsträger der öffentlichen Hand (z.b. die Unfallkasse Nord) sowie zahlreiche Ministerien (z.b. Bundesministerium für Arbeit und Soziales). Unter dem Namen „Die Aktion das sichere Haus" werden kostenfrei diverse Broschüren für die Zielgruppen Kinder, Senioren, pflegende Angehörige, Tagesmütter/Tagesväter sowie für die Schwerpunktthemen Haushalt, Garten, Freizeit, Urlaub, Heimwerken und zu sicheren Produkten veröffentlicht. Zusätzlich erscheint 4x pro Jahr das DSH Magazin „Sicher zu Hause" (vgl. DSH, o.J.).

Die 56seitige themen- und zielgruppenübergreifende Broschüre „Zu Hause sicher leben - Gefahren erkennen, Unfälle vermeiden" setzt ihre Schwerpunkte auf Sturz- und Stromunfälle, Haushaltschemikalien, Heben und Tragen, Sicherheit in der Küche, wohnen mit Kindern, Rauchmelder und auf die Hausapotheke (vgl. DSH 2019/1, S. 8, 14, 19, 23, 25, 31, 46, 48). Die DSH informiert umfänglich über die Sturzrisiken im privaten Haushalt bzw. deren Verortung und Ursachenanalyse (falsche Auswahl von Leitern und Tritten; Matten, Teppiche, Läufer; Treppen; Flure sowie Schlafzimmer und Badezimmer) und gibt praxisnahe Tipps zur Unfallprävention zur Hand.

Laut DSH sind 85 % der Haushaltsunfälle Stürze. Als primäre Maßnahmen werden u.a. die Anschaffung und Nutzung sicherer Leitern und Tritte, eine umsichtige und vorausschauende Arbeitsweise auf der Leiter und das Tragen von sicherem Schuhwerk genannt. Läufer etc. sind gegen Verrutschen zu sichern oder bestenfalls an den Rändern auf den Boden zu kleben; Laufwege sollten stets aufgeräumt und trocken sein. Für ausreichende Beleuchtung ist zu sorgen (vgl. DSH 2019/1, S. 8 ff).

4.1.3.2. AXA Kindersicherheit

Die AXA Kindersicherheitsinitiative liefert neben Aufklärungskampagnen wichtige Grundlagen zur häuslichen Unfallprävention durch eigene Studien. Der Kinder-sicherheitsreport 2015 analysierte Hitze- und Feuergefahren (vgl. AXA 2015).

Mit dem „Elternratgeber für eine gesunde Kindheit" veröffentlicht die AXA eine praxisnahe Zusammenfassung mit vertiefenden statistischen Informationen und Erziehungstipps (vgl. AXA o.J./2). Der Elternratgeber ist ebenso von der Deutschen Beamtenversicherung (DBV), einer Marke der AXA, veröffentlicht worden (DBV o.J.).

Mit 144 Seiten ist der Ratgeber sehr umfangreich und betrachtet das häusliche Umfeld nach Räumen (Küche, Wohnbereich, Kinderzimmer, Badezimmer, Keller, Treppen, Garage, Garten) und zusätzlich relevante Aspekte zu Möbeln und Spielsachen. Weitere Themen ohne Unfallbezug sind Urlaub, Reisen, Medien, Tiere, Straßenverkehr, Erste Hilfe und Versicherungen. Laut der AXA verunglücken die meisten Kinder in der Küche. Somit stellt die Küche einen besonderen Schwerpunkt dieser Veröffentlichung dar (vgl. AXA o.J./2).

4.1.3.3. VDEK

Die Handreichungen des VDEK (Verband der Ersatzkassen e.V.) sowie dessen Kooperationspartnern richten sich an Eltern bzw. Erziehungsberechtigte von kleinen Kindern (vgl. VDEK 2011, o.S.). Das besondere an diesen Merkblättern ist das hohe Potential die Zielgruppe zu erreichen, da diese bei den routinemäßigen Kinder- und Jugenduntersuchungen (U1 - U9 sowie J1) übergeben werden. Die Sichtung und Umsetzung dieser Informationen sind jedoch wieder der Freiwilligkeit unterworfen. Noch etwas besser wird die Zielgruppe in Bundesländern erreicht, die diese Untersuchungen zu Pflichtuntersuchungen erklärt haben. Exemplarisch sei hier der § 1 des Kinderschutzgesetzes von Baden-Württemberg, Präventiver Schutz der Gesundheit von Kindern und Jugendlichen, genannt.

Die Merkblätter sind an den derzeitigen Entwicklungsstand des Kindes angepasst und somit für die Erziehungsberechtigten von überschaubarem Umfang.

4.1.3.4. BIVA

Die Bundesinteressenvertretung für alte und pflegebetroffene Menschen e.V. orientiert sich am derzeit gültigen „Expertenstandard zur Sturzprophylaxe in der Pflege" des DNQP (Deutsches Netzwerk für Qualitätsentwicklung in der Pflege) (vgl. DNQP 2013). Er ist Grundlage für eine hohe Pflegequalität und kann zugleich strafrechtlich relevant sein. Da jedoch Expertenstandards nicht ohne weiteres jedem Laien (hier: Patienten oder Angehörigem) verständlich sind, hat die BIVA eine Broschüre veröffentlicht, die exakt diesen breit angewendeten Standard der Zielgruppe erläutert (vgl. BIVA 2013, S. 7). Im DNQP Expertenstandard sind Risikofaktoren übersichtlich in personen-, medikamenten- und umgebungsbezogene Faktoren unterteilt und in der Fassung der BIVA alle hierzu relevanten Fremdwörter übersetzt (vgl. BIVA 2013, S. 32 ff). Der in 6 Ebenen unterteilte Standard ist in den Teilen 1, Identifizierung von Sturzrisikofaktoren, sowie 3, Sturzvermeidung, mit den Handreichungen der anderen Organisationen vergleichbar, bzw. sollte ggf. eine Grundlage für diese darstellen. Im Gegensatz zu den anderen aufgezeigten Handreichungen ist die BIVA-Erläuterung des DNQP-Standards jedoch komplett ohne verdeutlichende Abbildungen. Sofern die Risikofaktoren durch Studien bewiesen bzw. diese Studien den Verfassern bekannt sind, wurden diese Risikofaktoren gekennzeichnet (vgl. BIVA 2013, S. 32). Die Handreichung konkretisiert die genauen Ursachen und Lösungsansätze jedoch wenig (z.B. Begriff Stolperfallen mit nur anteiliger exemplarischer Nennung von Kabeln und Teppichen; Einsatz von Hilfsmitteln anstelle einer umfassenden Auflistung). Eine Schulung durch externe Experten ist gemäß dem Expertenstandard von der Einrichtung zu organisieren (vgl. BIVA 2013, S. 25).

4.1.3.5. BFR – Bundesinstitut für Risikobewertung

Die Handreichung „Risiko Vergiftungsunfälle bei Kindern" des BFR nimmt mit lediglich einem Thema und einer Zielgruppe eine Sonderstellung ein. Laut BFR können Vergiftungen den Unfällen zugeordnet werden (vgl. BFR 2017, S. 6 f). Gemäß dem Jahresbericht der Giftinformationszentrale Bonn lagen im Jahre 2017 die unfallbedingten Vergiftungen bei Kindern bei 96 % und bei Erwachsenen bei 50 %. Des Weiteren können Vergiftungen auf absichtlichen Missbrauch, Suizid, Arbeitsunfall, Nebenwirkungen, Umweltgifte, ärztliches Zutun oder absichtliche Vergiftungen zurückgeführt werden (vgl. GIZ Bonn 2017, S. 32 f). Auch ausgewählte Erste Hilfe-Themen werden in der 80seitigen Handreichung kurz erklärt. Hierzu gehören u.a. Erstickungsunfälle, Verbrennungen und Verätzungen (vgl. BFR 2017, S. 9 f). Eine vergleichbare Broschüre kann über die Aktion das sichere Haus bezogen werden. Hier wird jedoch zusätzlich über den Schwerpunkt Giftpflanzen informiert (vgl. DSH 2019/2).

4.1.3.6. Exkurs: DGUV – Deutsche Gesetzliche Unfallversicherung

Die DGUV hat teilweise inhaltliche Überschneidungen mit Räumen und Tätigkeiten im privaten Haushalt. Exemplarisch seien hier die DGUV Information für gärtnerisches Arbeiten (vgl. DGUV 2008/1), die Handlungsanleitung für den Umgang mit Leitern und Tritten (vgl. DGUV 2007/1) und die Regel für die Benutzung von persönlichen Schutzausrüstungen gegen Absturz (vgl. DGUV 2011) zu nennen.

4.2. Sturzprävention als besonderer Schwerpunkt

Unabhängig vom Setting Haushalt sind zum Schwerpunkt Sturz eine Vielzahl von Broschüren veröffentlicht worden (z.B. Sturzprophylaxe durch Bewegung (vgl. LZG 2015), Stürze – ein Risiko im Alter (vgl. Caritas 2014), Sturzprophylaxe, rechtzeitig handeln (vgl. Mediclin o.J.)). Die große Vielzahl von Broschüren mit dem Schwerpunkt Sturz werden durch eine ebenso große Vielzahl von kostenpflichtigen Sturzprophylaxe-Büchern im Buchhandel ergänzt. Diese Literatur existiert u.a. für die Zielgruppen Pflegefachkräfte (z.B. 100 Tipps zur Sturzprophylaxe (vgl. König 2014)), pflegende Angehörige und Patienten (z.B. Hausaufgaben für sturzgefährdete Patienten, Übungen und Hilfestellungen für Betroffene und Angehörige (vgl. Jansenberger, Mairhofer 2012)). Teilweise stehen die Bücher nicht nur in Konkurrenz zu den kostenfreien Broschüren, sondern bieten eine Alternative zu Interventionen in Kursform bzw. Trainings (z.B. Sturzprophylaxe Training vom DTB (vgl. DTB 2015)).

5. Diskussion

5.1. Zusammenfassung der Ergebnisse

Die Auswertung kann in qualitative und quantitative Aspekte unterschieden werden (vgl. Bortz, Döring 2006, S. 298 f, 328). Qualitative Auswertungen können ebenfalls quantifiziert werden (vgl. Kuckartz 2014, S. 87; Bortz, Döring 2006, S. 298). Diese Auswertung entspricht somit primär einer quantitativen Betrachtung.

Es kann festgehalten werden, dass das Thema SRS-Unfälle/Sturzunfälle parallel zum real erhöhten Risiko gem. Todesursachenstatistik und Kindersicherheitsreport in mindestens 20 Kampagnen aufgegriffen wurde, jedoch Kampagnen für Erwachsene (ohne Erkrankung) eher unterrepräsentiert oder schwer auffindbar sind. Für Kinder, Senioren und erkrankte Menschen sind deutlich mehr Kampagnen verfügbar bzw. niederschwellig auffindbar. Die Maßnahmen sind in der Regel sehr einfach umzusetzen, wenn auch gerade die Steighilfen (Leitern etc.) hochpreisig sein können und zusätzliche einen Lagerplatz benötigen. Ob Kampagnen in anderen Sprachen und ggf. unter Berücksichtigung abweichender kultureller Bedürfnisse vorfügbar sind, kann an dieser Stelle nicht abschließend beurteilt werden. Es wurden jedoch zu den meisten Kampagnen keine Übersetzungen vorgefunden. Als positives Beispiel kann hier die BAG genannt werden. Besonders zum Themenkomplex Vergiftungsunfälle im privaten Haushalt sind hier unterschiedliche Broschüren mehrsprachig vorhanden oder befinden sich derzeit in der Übersetzung (z.B. Kinderunfälle mit Wasch- und Reinigungsmitteln vermeiden (vgl. BAG 2019. o.S.)).

5.2. Zielgruppenerreichbarkeit/Präventionsdilemma

Die Präventionsforschung beschreibt und betrachtet seit Anfang der 1980er Jahre die paradoxe Wirkung von Präventionsmaßnahmen. Zielgruppen die am meisten von einer Intervention profitieren würden, sind am schwierigsten zu erreichen (vgl. Scherenberg 2017, S. 45; BZgA 2018, S. 1). Dies lässt sich auf die privaten Haushalte ebenso übertragen und ist in der gegenwärtigen Gesetzeslage begründet.

5.3. Handlungsempfehlungen

Präventionskampagnen und Kurse in Anlehnung an die Vorgaben der ZPP (vgl. ZPP o.J.) bzw. auf Grundlage des Präventionsgesetztes sind vielfältig vorhanden. Selbiges gilt für die Unfallprävention im Straßenverkehr. Die inhaltliche Ausrichtung von Präventionskampagnen am Public Health Schwerpunkt „Unfallprävention im privaten Haushalt" ist jedoch bisher nur wenig betrachtet. Dies mag darin begründet liegen, dass z.b. im Vergleich mit dem Themenschwerpunkt „Tabakkonsum und Rauchen" geringere Verletzungen und Todesraten vorliegen. Die BZgA geht derzeit von ca. 120.000 Toten pro Jahr durch die Konsequenzen des Rauchens aus (vgl. BZgA o.J.).

Auch wenn diese Hausarbeit einen verhältnispräventiven Schwerpunkt besitzen soll, so darf an dieser Stelle nicht der New Public Health Ansatz unbeachtet bleiben, der Mehr-Ebenen-Kampagnen vorsieht und gemäß SVR (Sachverständigenrat zur Begutachtung der Entwicklung im Gesundheitswesen) empfohlen wird (vgl. BZgA o.J./3, S.18; SVR 2005, S. 25). Konkret sollte eine gesetzliche Grundlage geschaffen werden, um regelmäßig häusliche Unfalldaten erheben und veröffentlichen zu können. Dies könnte z.B. über die GKV und PKV erfolgen und in einem Traumaregister gesammelt werden. Wie bereits dargestellt werden Fragebögen nach Unfällen oftmals routinemäßig versendet, jedoch nicht zu diesem Zweck weiterverarbeitet.

Auf eine Verhaltensmodifikation und Aufklärung, also einer Verbesserung der sog. Gesundheitskompetenz, sollten die zielgruppenspezifischen Kampagnen, zielen. Die Gesundheitskompetenz beinhaltet diverse Fähig- und Fertigkeiten, um seine eigene Gesundheit bestmöglich zu erhalten. Bislang ist jedoch nicht eindeutig belegt oder definiert, was genau den Inhalt der Gesundheitskompetenz darstellt (vgl. Lenartz 2012, S. 16). Laut der NPK zählt zu diesem Begriff explizit auch die Unfallprävention (vgl. NPK 2018, S. 7). Auch wenn der Begriff der Gesundheitskompetenz nicht mehr mit dem Begriff health literacy als deckungsgleich gesehen wird (vgl. Lenartz 2012, S. 20), so ist dennoch eine synonyme Verwendung dieser Begriffe in WHO Publikationen üblich. Die WHO stellt hierzu fest, dass eine mangelhaft ausgebildete Gesundheitskompetenz/Health Literacy ein erhöhtes Risikoverhalten nach sich zieht (vgl. Kickbusch et al. 2013, S. 1, 7; WHO o.J.).

Eine integrative Datenbank zur Bündelung der diversen Unfallpräventionskampagnen sollte aufgebaut werden. Hierbei sollten Einstellungsmöglichkeiten der Suchfunktion zwischen Setting und Zielgruppe bei der Differenzierung behilflich sein. Alternativ sollten z.B. Suchmaschinenoptimierungen (= SEO – Search Engine Optimization) von Anbietern vorgenommen werden, wenn ihre Kampagnen und Kurse bisher nicht niederschwellig auffindbar sind (vgl. Sens 2018, S. 1 ff). Auch eine Aufnahme von Kursen zur häuslichen Unfallprävention sollte erfolgen. Im Rahmen der Recherche wurden jedoch keine Kurse aufgefunden. Sofern bisher wirklich keine Kurse/Curricula für die unterschiedlichen Zielgruppen (außer den Patienten) entwickelt wurden, so sollte dies eventuell zukünftig geschehen.

Eine inhaltliche Anpassung einiger Kampagnen sollte anhand von Good Practice Beispielen erfolgen. Fehlendes hochwertiges Bildmaterial oder fehlende Praxisnähe durch einen zu großen theoretischen Hintergrund können ein Hemmnis für die Zielgruppe darstellen. Ebenso fehlen multimediale Unterstützungen auf den Homepages. Gemessen an den bisherigen Erfolgen der betrieblichen Unfallprävention durch die DGUV könnten diese Publikationen sowie die Filmreihe Napo (www.napofilm.net) als Good Practice in Betracht kommen. Eine Berücksichtigung der unterschiedlichen kulturellen Hintergründe und Sprachen innerhalb der Zielgruppe sollte zukünftig mehr Beachtung finden.

Schon im Jahre 1881 stellte Wagner fest, dass über die Versicherungen ein wirtschaftspädagogischer Einfluss bzw. eine Erziehungswirkung über ihre Vertragsbedingungen auf die Versicherten ausgeübt werden kann (vgl. Wagner, 1881 o.S.; Kilian 2015, S. 130). Dieser Ansatz kann mit den Preiserhöhungen bei Tabakprodukten verglichen werden. Als Voraussetzung hierfür bedarf es einer Vertragsfreiheit im Versicherungsrecht. Diese liegt heute weitestgehend vor (vgl. Wendland 2019, S. 398; Naumann, Dittrich 2018, S. 4). Es gilt jedoch zu bedenken, dass Versicherte auch ihre Sorgfalt vermindern könnten, da das Risiko abgesichert ist (vgl. Schencking 1999, S. 3). Dieses Verhalten wird als Moral Hazard bezeichnet. Somit bedarf eine solche Maßnahme wiederum einer Überwachung, Auswertung und Lenkung z.B. im Rahmen einer Studie. Die Versicherer können jedoch in der Regel das Verhalten der Versicherten nicht beobachten und somit die Risikoprämie nicht begründet erhöhen (vgl. von der Schulenburg, Lohse 2014, S. 299).

Als letzten Baustein wird somit vielmehr eine Honorierung für freiwilliges unfallpräventives Verhalten empfohlen (ähnlich den derzeitigen Bonusprogrammen der Krankenversicherungen). Nachweise könnten z.B. über Kaufbelege für sichere Leitern und Tritte, Kinder-Türschutzgitter, Sturzberatungen oder regelmäßige Material-prüfungen erbracht werden. Ähnliche Nachweise (ohne Beweis der tatsächlichen Nutzung) werden auch bei den Bonusprogrammen der GKV akzeptiert (z.B. Mitgliedschaft im Sportverein).

Literaturverzeichnis

ADAC Stiftung (o.J.). Aufgepasst mit ADACUS - Das Einmaleins der Verkehrserziehung für die kleinsten Verkehrsteilnehmer. München: ADAC Stiftung. https://stiftung.adac.de/foerderschwerpunkte/unfallpraevention/aufgepasst-mit-adacus/. Abrufdatum: 18.09.2019

Allianz (o.J.) Unfälle im Haushalt: So schützen Sie sich und Ihre Familie. München: Allianz Deutschland AG. https://www.allianz.de/vorsorge/unfallversicherung/haushalt/. Abrufdatum: 28.07.2019

AOK (o.J.). AOK Pflege: Praxisratgeber Sturzprävention: Gezielte Übungen zur Muskelstärkung. Bonn: AOK. https://www.aok.de/pk/fileadmin/user_upload/Universell/05-Content-PDF/pflege-uebungen-krafttraining.pdf. Abrufdatum: 28.07.2019

AUC – Akademie der Unfallchirurgie GmbH (o.J.). Das P.A.R.T.Y. Programm. München: AUC. http://www.party-dgu.de/de/startseite_party.html. Abrufdatum: 18.09.2019

AXA (o.J./1). Gefahren im Alltag: Die meisten Unfälle passieren zu Hause! Mit Checkliste zum Download. Köln: AXA Konzern AG. https://www.axa.de/das-plus-von-axa/haus-mieten-wohnen/haus-unfall/unfaelle-im-haus-checkliste. Abrufdatum: 02.08.2019

AXA (o.J./2). Elternratgeber für eine sichere Kindheit. Köln: AXA Versicherung AG

AXA (2015). AXA Kindersicherheitsreport 2015, Hitze und Feuergefahren, Studienergebnisse. Köln: AXA Konzern AG. https://www.axa.de/site/axa-de/get/documents_E932749893/axade/medien/ueber%20axa/verantwortung/Kindersicherheitsmagazin/ergebnisbericht-axa-kindersicherheit-feuergefahren.pdf. Abrufdatum: 09.06.2019

BÄK - Bundesärztekammer (2001). Verletzungen und deren Folgen – Prävention als ärztliche Aufgabe. Köln: BÄK

BAG - Bundesarbeitsgemeinschaft Mehr Sicherheit für Kinder e. V. (o.J.).

Bestellservice. Bonn: BAG

https://www.kindersicherheit.de/service/bestellservice.html. Abrufdatum: 14.09.2019

BAG - Bundesarbeitsgemeinschaft Mehr Sicherheit für Kinder e. V. (2016). Planschen. Baden. Schwimmen. Sicher geht das! Bonn: BAG

BAG - Bundesarbeitsgemeinschaft Mehr Sicherheit für Kinder e. V. (2019). Kinderunfälle mit Wasch- und Reinigungsmitteln vermeiden. Bonn: BAG

https://www.kindersicherheit.de/projekte/waschmittelflyer.html. Abrufdatum: 14.09.2019

Barmer (2017). Wie vermeide ich Stürze? Ein Ratgeber für pflegende Angehörige, weitere Pflegepersonen und ihre Pflegebedürftigen. Berlin: Barmer. https://www.barmer.de/blob/12302/fdd47f88b38c56b00063d9e5174b42fd/data/wie-vermeide-ich-stuerze-7269.pdf. Abrufdatum: 28.07.2019

BAUA - Bundesanstalt für Arbeitsschutz und Arbeitsmedizin (2017). Unfallstatistik 2015. Unfalltote und Unfallverletzte 2015 in Deutschland. Dortmund: BAUA

BAUA - Bundesanstalt für Arbeitsschutz und Arbeitsmedizin (2002). Community Action Programme on Injury Prevention. Jahresbericht IPP -Deutschland 2000/2001-. Dortmund: BAUA

Bellwinkel, M.; Zoike, E. (2008). Gesundheitsförderung bei Arbeitslosen. In: Kirch, W., Badura, B.; Pfaff, H, (2008). Prävention und Versorgungsforschung. Heidelberg: Springer Verlag

BFR – Bundesinstitut für Risikobewertung (2017). Risiko Vergiftungsunfälle bei Kindern. Berlin: BFR

Bistum Trler (2018). Ich sehe was, was Du nicht siehst - Fachstelle für Kinder- und Jugendschutz stellt Präventionsspiel vor. Trier: Bischöfliches Generalvikariat

https://www.bistum-trier.de/news-details/pressedienst/detail/News/ich-sehe-was-was-du-nicht-siehst/. Abrufdatum: 18.09.2019

BIVA - Bundesinteressenvertretung für alte und pflegebetroffene Menschen (BIVA) e.V. (2013). Sturzprophylaxe in der Pflege, Expertenstandards leicht verständlich. Eine verbraucherfreundliche Darstellung des vom deutschen Netzwerk für Qualitätsentwicklung in der Pflege entwickelten und verabschiedeten Standards. Bonn: BIVA

BKK RWE (o.J.). Unfall - und was jetzt? Celle: BKK RWE https://www.bkkrwe.de/unfallfragebogen.html. Abrufdatum: 21.08.2019

BMFSFJ - Bundesministeriums für Familie, Senioren, Frauen und Jugend (2018). Das Bundeskinderschutzgesetz. Berlin: BMFSFJ https://www.bmfsfj.de/bmfsfj/themen/kinder-und-jugend/kinder-und-jugendschutz/bundeskinderschutzgesetz/das-bundeskinderschutzgesetz/86268. Abrufdatum: 11.09.2019

Bonfadelli, H.; Friemel, T. (2018). Kommunikationskampagnen im Gesundheitsbereich. 2. Auflage. Köln: Herbert von Halem Verlag.

Bortz, J.; Döhring, N. (2006). Forschungsmethoden und Evaluation für Human- und Sozialwissenschaftler. 4. Auflage. Heidelberg: Springer Verlag

bpb – Bundeszentrale für politische Bildung (2012). Glossar: Lage, soziale. Bonn: bpb. http://www.bpb.de/politik/grundfragen/deutsche-verhaeltnisse-eine-sozialkunde/138404/glossar?p=94. Abrufdatum: 19.06.2019

Brähler, E.; Herzog, W. (2018). Sozialpsychosomatik: Das vergessene Soziale in der Psychosomatischen Medizin. Stuttgart: Schattauer

Bundestag (2015). Präventionsgesetz geht Experten nicht weit genug. Berlin: Deutscher Bundestag

www.bundestag.de/dokumente/textarchiv/2015/kw17_pa_gesundheit-367482. Abrufdatum: 03.09.2019

BZgA – Bundeszentrale für gesundheitliche Aufklärung (o.J.). Über 120.000 Tote durch Rauchen: Warum schockt das so wenige? Köln: BZgA. https://www.rauch-frei.info/informier-dich/news/detailseite/ueber-120000-tote-durch-rauchen-warum-schockt-das-so-wenige.html. Abrufdatum: 25.08.2019

BZgA – Bundeszentrale für gesundheitliche Aufklärung (o.J./2). Infomaterialien. Köln: BZgA. https://www.bzga.de/infomaterialien/ Abrufdatum: 15.09.2019

BZgA – Bundeszentrale für gesundheitliche Aufklärung (o.J./3). Forschung und Praxis der Gesundheitsförderung - Prävention und Gesundheitsförderung in Deutschland. Konzepte, Strategien und Interventionsansätze der Bundeszentrale für gesundheitliche Aufklärung. Sonderband 01. Köln: BZgA

BZgA – Bundeszentrale für gesundheitliche Aufklärung (2015). Gleichgewicht & Kraft. Einführung in die Sturzprävention. Köln: BZgA

BZgA – Bundeszentrale für gesundheitliche Aufklärung (2018). Leitbegriffe der Gesundheitsförderung Präventionsparadox. Köln: BZgA

Caritas (2014). Stürze – ein Risiko im Alter. Eine Information für Bewohner/innen und Angehörige der Caritas-Altenzentren in der Diözese Speyer. Speyer: Caritasverband für die Diözese Speyer

DBV - Deutsche Beamtenversicherung (o.J.) Elternratgeber für eine sichere Kindheit. Köln: Zweigniederlassung der AXA Versicherung AG

DESTATIS – Statistisches Bundesamt (2017). Gesundheit - Todesursachen in Deutschland 2015. Fachserie 12, Reihe 4, 2015. Wiesbaden: DESTATIS

DESTATIS – Statistisches Bundesamt (2019). Todesursachen - Anzahl der Gestorbenen nach Unfallkategorien. Wiesbaden: DESTATIS
https://www.destatis.de/DE/Themen/Gesellschaft-Umwelt/Gesundheit/Todesursachen/Tabellen/sterbefaelle-unfaelle.html;jsessionid=27110F545AF972E672C7CEAA6F17CB5E.internet742. Abrufdatum: 18.09.2019

Deutsches Kinderhilfswerk e.V. (o.J.). Kinderrechte ins Grundgesetz. Berlin: Deutsches Kinderhilfswerk. www.kinderrechte.de. Abrufdatum: 11.09.2019

DGU – Deutsche Gesellschaft für Unfallchirurgie (2013). Pressemitteilung. Stürze: Ein großes Unfallrisiko im Alter Tipps zur Vermeidung von Verletzungen im Alltag. Stuttgart: Pressestelle DKOU 2013

DGUV – Deutsche Gesetzliche Unfallversicherung (o.J.). DGUV Publikationen. Berlin: DGUV. https://publikationen.dguv.de/ Abrufdatum: 14.09.2019

DGUV – Deutsche Gesetzliche Unfallversicherung (2007/1). DGUV Information 208-016, Handlungsanleitung für den Umgang mit Leitern und Tritten. Berlin: DGUV

DGUV – Deutsche Gesetzliche Unfallversicherung (2007/2). DGUV Vorschrift 82, Kindertageseinrichtungen. Berlin: DGUV

DGUV – Deutsche Gesetzliche Unfallversicherung (2008/1). DGUV Information 214-057, Gärtnerische Arbeiten. Berlin: DGUV

DGUV – Deutsche Gesetzliche Unfallversicherung (2008/2). DGUV Information 202-022, Außenspielflächen und Spielplatzgeräte. Berlin: DGUV

DGUV – Deutsche Gesetzliche Unfallversicherung (2011). DGUV Regel 112-198, Benutzung von persönlichen Schutzausrüstungen gegen Absturz. Berlin: DGUV

DGUV – Deutsche Gesetzliche Unfallversicherung (2013). DGUV Vorschrift 1, Unfallverhütungsvorschrift Grundsätze der Prävention. Berlin: DGUV

DGUV – Deutsche Gesetzliche Unfallversicherung (2016). Notrufmöglichkeiten für Alleinarbeitende Personen. Berlin: DGUV

DGUV – Deutsche Gesetzliche Unfallversicherung (2017/1). DGUV Information 202-093, Die Jüngsten in Kindertageseinrichtungen sicher bilden und betreuen. Berlin: DGUV

DGUV – Deutsche Gesetzliche Unfallversicherung (2017/2). DGUV Information 211-042, Sicherheitsbeauftragte. Berlin: DGUV

DGUV – Deutsche Gesetzliche Unfallversicherung (2018/1). DGUV Statistiken für die Praxis 2017. Berlin: DGUV

DGUV – Deutsche Gesetzliche Unfallversicherung (2018/2). Statistik Arbeitsunfallgeschehen 2017. Berlin: DGUV

DGUV – Deutsche Gesetzliche Unfallversicherung (2018/3). DGUV Information 207-026. Zu Hause pflegen – so kann es gelingen! Ein Wegweiser für pflegende Angehörige. Berlin: DGUV

DNQP – Deutsches Netzwerk für Qualitätsentwicklung in der Pflege (2013). Expertenstandard für Sturzprophylaxe in der Pflege. 1. Aktualisierte Auflage. Osnabrück: DNQP

DSH – Das Sichere Haus (o.J.). Aktion DAS SICHERE HAUS. Hamburg: Deutsches Kuratorium für Sicherheit in Heim und Freizeit e.V. (DSH). https://das-sichere-haus.de. Abrufdatum: 14.05.2019

DSH – Das Sichere Haus (2011). Satzung der Aktion Das Sichere Haus. Hamburg: Deutsches Kuratorium für Sicherheit in Heim und Freizeit e.V.

DSH – Das Sichere Haus (2017). Tödliche häusliche Unfälle in Deutschland (2015). Hamburg: Deutsches Kuratorium für Sicherheit in Heim und Freizeit e.V. (DSH). https://das-sichere-haus.de/fileadmin/user_data/Grafiken/dsh-diagramm-haeusliche-unfaelle-2015-print.jpg. Abrufdatum: 18.09.2019

DSH – Das Sichere Haus (2018). Gefährliche Produkte in Haushalt und Freizeit. Hamburg: Deutsches Kuratorium für Sicherheit in Heim und Freizeit e.V. (DSH)

DSH – Das Sichere Haus (2019/1). Zu Hause sicher leben. Gefahren erkennen, Unfälle vermeiden. Hamburg: Deutsches Kuratorium für Sicherheit in Heim und Freizeit e.V. (DSH)

DSH – Das Sichere Haus (2019/2). Achtung! Giftig! Vergiftungsunfälle bei Kindern Gefahren im Haus · Giftpflanzen. Hamburg: Deutsches Kuratorium für Sicherheit in Heim und Freizeit e.V. (DSH)

DTB – Deutscher Turner-Bund e.V. (2014). Fit im Alltag und aktiv gegen Stürze. Frankfurt: DTB. https://www.in-form.de/fileadmin/Dokumente/Materialien/bewegungsbroschuere_Web.pdf. Abrufdatum: 28.07.2019

DTB – Deutscher Turner-Bund e.V. (2015). Sturzprophylaxe-Training, Wo Sport Spaß macht. 3. Auflage. Aachen: Meyer & Meyer Verlag

DVR – Deutscher Verkehrssicherheitsrat, BMVI – Bundesministerium für Verkehr und digitale Infrastruktur (o.J.). Die häufigsten Unfallursachen. Bonn, Berlin: DVR, BMVI. https://www.runtervomgas.de/unfallursachen/artikel/die-haeufigsten-unfallursachen.html. Abrufdatum: 10.06.2019

Fleck, A. (1908). Kinderschutz gegen Unfälle. Heidelberg: Springer Verlag

Freter, H. (2008). Markt- und Kundensegmentierung: kundenorientierte Markterfassung und -bearbeitung. 2. Auflage. Stuttgart: W. Kohlhammer GmbH

Geene, R. (2015). Familie als Setting der Gesundheitsförderung. Berlin: Kooperationsverbund Gesundheitliche Chancengleichheit. https://www.gesundheitliche-chancengleichheit.de/service/meldungen/familie-als-setting-der-gesundheitsfoerderung. Abrufdatum: 13.05.2019

GIZ Bonn (2017) - Informationszentrale gegen Vergiftungen des Landes Nordrhein-Westfalen Zentrum für Kinderheilkunde des Universitätsklinikums Bonn. 50. Bericht über die Arbeit der Informationszentrale gegen Vergiftungen des Landes Nordrhein-Westfalen am Zentrum für Kinderheilkunde des Universitätsklinikums Bonn Jahresbericht 2017. Bonn: GIZ Bonn

GKV – Gesetzliche Krankenversicherung (2018) Leitfaden Prävention – Handlungsfelder und Kriterien nach § 20 Abs. 2 SGB V Berlin: GKV

HDI (2019). Kinderunfälle: Wo zu Hause Gefahren drohen. Hannover HDI. https://www.hdi.de/privatkunden/versicherungen/unfallversicherung/ratgeber-unfall/kinderunfaelle-im-haushalt. Abrufdatum: 28.07.2019

Helmus, M.; Nisancioglu, S.; Offergeld, B.; Sachs, O. (2010). Arbeitsschutz im Bauwesen mit RFID: Forschungsbericht zum Projekt „Sicherheitstechnik mit RFID - Entwicklung, Erprobung und Optimierung von geeigneten Instrumenten zur nachhaltigen Verbesserung des Arbeitsschutzes auf Grundlage von RFID". Wiesbaden: Vieweg + Teubner Verlag

HKK – Hanseatische Krankenkasse (o.J.). Unfallfragebogen. Hamburg: HEK Regresszentrum. https://www.hek.de/fileadmin/user_upload/data/pdfs/Unfallfragebogen_01.pdf. Abrufdatum: 21.08.2019

Hoffmann, H. (1845): Der Struwwelpeter.

Hollederer, A.; Voightländer, S. (2016). Gesundheit und Gesundheitsverhalten von Arbeitslosen. In WSI Mitteilungen 5/2016. Düsseldorf: Hans-Böckler-Stiftung

IFS – Institut für Schadenverhütung und Schadenstatistik der öffentlichen Versicherer e.V. (o.J.). Ursachenstatistik Brandschäden 2018. Kiel: IFS. https://www.ifs-ev.org/wp-content/uploads/2019/04/ifs_brandursachenstatistik_2018.pdf. Abrufdatum: 10.6.2019

Jansenberger, H.; Mairhofer, J. (2012). Hausaufgaben für Sturzgefährdete Patienten, Übungen und Hilfestellungen für Betroffene und Angehörige. Schorndorf: Hofmann-Verlag

Kickbusch, I.; Pelikan, J.; Apfel, F.; Tsouros, A. (2013). Health literacy The solid facts. Kopenhagen: WHO

Kilian, M. (2015). Das Gesetz über die privaten Versicherungsunternehmungen von 1901: Eine traditionsbestimmte Synthese aus Versichertenschutz und regulierter Wettbewerbsfreiheit als Ausdruck eines gewandelten staatlichen Aufgabenverständnisses? Tübingen: Mohr Siebeck.

Kirch, W.; Hoffmann, T.; Pfaff, H. (2012). Prävention und Versorgung. Stuttgart: Georg Thieme Verlag

König, J. (2014). 100 Tipps zur Sturzprophylaxe. Hannover: Schlütersche Verlagsgesellschaft mbH & Co. KG

Kroll, L.; Müters, S.; Lampert, T. (2016). Arbeitslosigkeit und ihre Auswirkungen auf die Gesundheit. In: Bundesgesundheitsblatt 2016. Heidelberg: Springer Verlag

Kovács, L.; Kipke, R.; Lutz, R. (2016). Lebensqualität in der Medizin. Wiesbaden: Springer Verlag

Kuckartz, U. (2014). Mixed Methods: Methodologie, Forschungsdesigns und Analyseverfahren. Wiesbaden: Springer Verlag

Lauterbach, K.; Lüngen, M.; Schrappe, M. (2010). Gesundheitsökonomie, Management und Evidence-based Medicine. 3. Auflage. Stuttgart: Schattauer GmbH

Lenartz, N. (2012). Gesundheitskompetenz und Selbstregulation. Göttingen: V&R unipress GmbH

Leodolter, K. (1999). Public Health und Unfallverhütung. In: Polak, G. (1999). Das Handbuch Public Health. Wien: Springer Verlag

Lob, G.; Richter, M.; Pühlhofer, F.; Siegrist, J. (2008). Prävention von Verletzungen: Risiken erkennen, Strategien entwickeln - eine ärztliche Aufgabe. Stuttgart: Schattauer GmbH

LPR - Landespräventionsrat Niedersachsen (o.J.). Grüne Liste Prävention. Hannover: LPR. https://www.gruene-liste-praevention.de/nano.cms/datenbank/information. Abrufdatum: 02.08.2019

Lutz, R. (2012). Erschöpfte Familien. Wiesbaden: VS Verlag für Sozialwissenschaften

LZG - Landeszentrale für Gesundheitsförderung in Rheinland-Pfalz e.V. (2015). Sturzprophylaxe durch Bewegung Bewegungsprogramme für Kraft, Balance und Beweglichkeit im Alter. Mainz: LZG

Mayes, S.; Roberts, M.; Stough, O. (2014). Risk for household safety hazards: Socioeconomic and sociodemographic factors. In: Journal of Safety Research. Amsterdam: Elsevier B.V.

Mediclin (o.J.) Sturzprophylaxe > Rechtzeitig handeln – Gesundheit. Bad Elster: Mediclin Klinik am Brunnenberg

MPG – Max Plank Gesellschaft (2017). Risikoverhalten von Jugendlichen: Ab ins Ungewisse. Die Suche nach neuen Erfahrungen treibt Teenager an. München: Max-Planck-Gesellschaft zur Förderung der Wissenschaften e.V. Max-Planck-Gesellschaft zur Förderung der Wissenschaften e.V. https://www.mpg.de/10971887/risikobereitschaft-jugendliche. Abrufdatum: 07.07.2019

Naumann, A.; Dittrich, V. (2018). Private Unfallversicherung: Ein Leitfaden für Ärzte. Walter de Gruyter GmbH

Niemann, S.; Saß, A. (2014). Unfälle. In: Egger, M.; Razum, O. (2014). Public Health, Sozial- und Präventivmedizin Kompakt, 2. Auflage. Berlin: Walter de Gruyter GmbH

Niemann, S.; Saß, A. (2018). Unfälle. In: Egger, M.; Razum, O.; Rieder, A. (2018). Public Health Kompakt, 3. Auflage. Berlin: Walter de Gruyter GmbH

NPK – Nationale Präventionskonferenz (2018). Bundesrahmenempfehlungen nach § 20d Abs. 3 SGB V. o.A.: NPK. https://www.bundesgesundheitsministerium.de/fileadmin/Dateien/3_Downloads/P/Pra eventionsgesetz/BRE_Fassung_vom_29.08.2018.pdf. Abrufdatum: 13.05.2019

Plass, D.; Vos, T.; Hornberg, C.; Scheidt-Nave, C.; Zeeb, H.; Krämer, A. (2014). Entwicklung der Krankheitslast in Deutschland. Ergebnisse, Potenziale und Grenzen der Global Burden of Disease-Studie. In: Deutsches Ärzteblatt, Jg. 111, Heft 38 (2014). Köln: Ärzte-Verlag GmbH

R+V (2018/1). Gefahrenquelle Haushalt. Wiesbaden: R+V. https://www.ruv.de/ratgeber/gesundheit/besser-leben/gefahrenquelle-haushalt. Abrufdatum: 28.07.2019

R+V (2018/2). Sicherheit im Garten und bei der Gartenarbeit. Wiesbaden: R+V. https://www.ruv.de/ratgeber/freizeit-reise/freizeit-urlaub/sicherheit-garten Abrufdatum: 28.07.2019

Rehbach, S. (2003). Kundenwert und Unternehmenswert. Wiesbaden: Deutscher Universitäts-Verlag

RKI - Robert Koch-Institut (o.J.). Unfälle und Verletzungen. Berlin: RKI. https://www.rki.de/DE/Content/Gesundheitsmonitoring/Gesundheitsberichterstattung/ GesundAZ/Content/U/Unfaelle/Unfaelle_NAME.html. Abrufdatum: 15.05.2019

RKI – Robert Koch-Institut (2013). Beiträge zur Gesundheitsberichterstattung des Bundes Das Unfallgeschehen bei Erwachsenen in Deutschland Ergebnisse des Unfallmoduls der Befragung »Gesundheit in Deutschland aktuell 2010«. Berlin: RKI

RKI – Robert Koch-Institut (2017). Unfallverletzungen bei Erwachsenen in Deutschland. In: Journal of Health Monitoring · 2017 2(3) DOI 10.17886/RKI-GBE-2017-060. Berlin: RKI https://www.rki.de/DE/Content/Gesundheitsmonitoring/Gesundheitsberichterstattung/ GBEDownloadsJ/FactSheets/JoHM_03_2017_Unfallverletzungen.pdf?__blob=public ationFile. Abrufdatum: 21.08.2019

RKI – Robert Koch-Institut (2019). GEDA 2019-EHIS. Berlin: RKI https://www.rki.de/DE/Content/Gesundheitsmonitoring/Studien/Geda/Geda_2019_inh alt.html. Abrufdatum: 12.08.2019

Rothgangel, S. (2010). Kurzlehrbuch medizinische Psychologie und Soziologie. Stuttgart: Georg Thieme Verlag

Rühle, E.; Tielking, K. (2016). Erwerbslosigkeit und Gesundheit: Das Gesundheitsförderungsprogramm des Zentrums für Arbeit/Jobcenter des Landkreises Leer. Wiesbaden: Springer Verlag

Runia, P.; Wahl, F.; Geyer, O.; Thewißen, C. (2019). Marketing. 5. aktualisierte und ergänzte Auflage. Berlin: Walter de Gruyter GmbH

Russka – Eingetragenes Warenzeichen der Firma Ludwig Bertram GmbH (o.J.). Stürze vermeiden – Mobilität erhalten. Schutz und Vorsorge für zu Hause (Ratgeber zur Verhütung von Stürzen und Minderung von Sturzfolgen). Isernhagen: Ludwig Bertram GmbH

Schencking, F. (1999) Entwicklungsmöglichkeiten privater Krankenversicherung: Zur Rekonstruktion des Versicherungsbegriffes. Wiesbaden: Springer Verlag

Scherenberg, V. (2017). Präventionsmarketing. Konstanz: UKV Verlagsgesellschaft mbH

Schmidt, K. (2018). Todesursachenstatistik. In: Gabler Wirtschaftslexikon (Online). Wiesbaden: Springer Gabler. https://wirtschaftslexikon.gabler.de/definition/todesursachenstatistik-51647/version-274806. Abrufdatum 25.08.2019

Sens, B. (2018). Suchmaschinenoptimierung: Erste Schritte und Checklisten für bessere Google-Positionen. Wiesbaden: Springer Verlag

Sicher Stark Team (o.J.). Über uns. Euskirchen: soziale Initiative Sicher Stark Team. https://www.sicher-stark-team.de/. Abrufdatum: 18.09.2019

Stiftung Kindergesundheit (o.J.). TigerKids – Kindergarten aktiv. München: Stiftung Kindergesundheit. https://www.kindergesundheit.de/aufgaben/programme/tigerkids/. Abrufdatum: 18.09.2019

SVR – Sachverständigenrat zur Begutachtung der Entwicklung im Gesundheitswesen (2005). Koordination und Qualität im Gesundheitswesen. Gutachten 2005. Kurzfassung. Bonn: SVR

UK Berlin – Unfallkasse Berlin (o.J.). Medien für Kinder: Upsi. Berlin: UK Berlin. https://www.unfallkasse-berlin.de/sicherheit-und-gesundheitsschutz/upsi-medien-fuer-kinder/. Abrufdatum: 03.08.2019

UK NRW – Unfallkasse Nordrheinwestfalen (o.J.). Neuheit für die Pflege. Sicheres Pflegen zu Hause. Düsseldorf: Nordrhein-Westfalen. https://www.sicheres-pflegen-zuhause.de/#!/ Abrufdatum: 28.07.2019

VDEK – Verband der Ersatzkassen e.V. (2011). Mehr Sicherheit für Kinder mit den Merkblättern Kinderunfälle https://www.vdek.com/vertragspartner/Praevention/kinderunfaelle.html. Abrufdatum: 14.09.2019

von der Schulenburg, J.; Lohse, U. (2014). Versicherungsökonomik: Ein Leitfaden für Studium und Praxis. Karlsruhe: Verlag Versicherungswirtschaft GmbH

Wagner, A. (1881). Der Staat und das Versicherungswesen: socialökonomische und socialrechtliche Studie. Tübingen: H. Laupp Buchhandlung

Waldenmaier, V. (2017). Leben verheiratete Menschen länger? Die Zusammenhänge zwischen Familienstand und Gesundheit: Eine quantitative Analyse zu Mortalität und Ehe mit den Daten des Sozio-oekonomischen Panels. München: Grin Verlag

Wendland, M. (2019). Vertragsfreiheit und Vertragsgerechtigkeit: Subjektive und objektive Gestaltungskräfte im Privatrecht am Beispiel der Inhaltskontrolle Allgemeiner Geschäftsbedingungen im unternehmerischen Geschäftsverkehr. Tübingen: Mohr Siebeck

Wetzel, C. (2018). Unfallschwerpunkt Stolpern - Rutschen - Stürzen: Neue Ansätze der Prävention. Mannheim: BGHW (Berufsgenossenschaft Handel und Warenlogistik)

WHO – World Health Organization (o.J.). Gesundheitskompetenz. Fakten (deutsche Zusammenfassung). Kopenhagen: WHO http://www.euro.who.int/de/publications/abstracts/health-literacy.-the-solid-facts Abrufdatum: 03.09.2019

ZPP – Zentrale Prüfstelle Prävention (o.J.) Qualitätsportal für Präventionskurse. Essen: ZPP. https://www.zentrale-pruefstelle-praevention.de/admin/. Abrufdatum: 28.07.2019

ZQP – Zentrum für Qualität in der Pflege (2019). Rollator – Tipps zum sicheren Umgang. 3. Auflage. Berlin: ZQP